BEI GRIN MACHT SICH IHR WISSEN BEZAHLT

- Wir veröffentlichen Ihre Hausarbeit,
  Bachelor- und Masterarbeit

- Ihr eigenes eBook und Buch -
  weltweit in allen wichtigen Shops

- Verdienen Sie an jedem Verkauf

Jetzt bei www.GRIN.com hochladen und kostenlos publizieren

Bibliografische Information der Deutschen Nationalbibliothek:

Die Deutsche Bibliothek verzeichnet diese Publikation in der Deutschen National-
bibliografie; detaillierte bibliografische Daten sind im Internet über http://dnb.d-
nb.de/ abrufbar.

Impressum:

Copyright © 2012 GRIN Verlag, Open Publishing GmbH
Druck und Bindung: Books on Demand GmbH, Norderstedt Germany
ISBN: 9783668209626

Dieses Buch bei GRIN:

http://www.grin.com/de/e-book/321583/der-philosophische-bezug-des-salutogenese-
konzepts-auf-das-gesellschaftliche

Dieter Löffler

Der (philosophische) Bezug des Salutogenese-Konzepts auf das gesellschaftliche Gesundheitssystem

Mit Beispielen aus der Altenpflege

GRIN Verlag

Dieter Löffler:

Der (philosophische) Bezug des Salutogenese-Konzepts auf das gesellschaftliche Gesundheits-System mit Beispielen aus der Altenpflege

Feststellungen, Ideale oder eine Paradoxie ...?

Inhaltsverzeichnis:

1. Einleitung

Hin und wieder fühle ich mich glücklich!
So sprach ich zu dem Gelehrten
der mich ungerührt untersuchte
und mir nachwies, wie sehr ich irrte

… er sollte die Lust mir doch lassen
zu lieben und geliebt zu werden:
einen Schatz würde ich mir suchen
für einen Monat oder 'ne Woche
oder für den vorletzten Tag noch
…
seither bin ich mir nicht im klaren
ob ich gehorchen soll und sterben
gemäß dem Dekret des Experten
oder so wohl mich fühlen soll
wie's mein eigener Leib mir anrät

(Pablo Neruda, 1974)

Der Begriff „Salutogenese" findet in der Pflege immer größere Verbreitung. Anfangs vor allem aus den Sozialwissenschaften und der Medizin kommend, hier vor allem in Zusammenhang mit Prävention und Gesundheitsförderung (vgl. Bengel et al (2001), S. 9), findet sich die Salutogenese inzwischen wohl in jedem Curriculum der verschiedenen Pflege-Ausbildungen wieder (vgl. z.B. Lehrplan des Kultusministerium B-W (2009), S. 5).

Das oben aufgeführte Gedicht erzählt auf anrührende Weise von einem Menschen, der zuerst einen salutogenetischen Blickwinkel auf seinen Gesundheits-Zustand einnimmt, der dann aber mit dem pathogenetischen »Urteil« eines Spezialisten konfrontiert wird und über sich selbst ins Zweifeln gerät.

Die Pathogenese urteilt nach messbaren Fakten, schaut nur auf die Krankheit, auf deren Entstehung und mögliche Behebung. Die Salutogenese dagegen befasst sich mit der Frage nach Gesundheit, deren Deutungen und Entstehung.

Doch das Konzept der Salutogenese von Aaron Antonowsky ist weit mehr als nur ein mögliches Rezeptbuch für Gesundheitsprävention. Es beschreibt eine eigene Denk- und Sichtweise. Es kritisiert das rein biomechanische Paradigma der Medizin und stellt eine ergänzende Grundannahme (die Salutogenese) zur Diskussion (vgl. Wydler et al (2000), S 11ff).

Hierdurch wurde der Begriff „Gesundheit" in einem neuen und umfassenden Blickwinkel betrachtet und entsprechend definiert. Die Folgen eines neuen Verständnisses von Gesundheit müssten aber in einer Veränderung des medizinischen Handels sichtbar werden. Und dadurch wäre auch das Handeln in der Pflege betroffen, bis hin zur Altenpflege.

Man könnte sogar noch weiter gehen und sagen, dass ein salutogenetischer Blickwinkel auf den Begriff „Gesundheit", wie er ja in Ansätzen schon 1946 von der WHO in ihrer Verfassung postuliert wurde, sich eigentlich auf das jeweilige gesamte Gesundheits-System auswirken müsste.

Sind solche Schlussfolgerungen aber tatsächlich folgerichtig?

Oder sind sie nur konstruiert und unrelevant?

Neben den Begriffsbestimmungen befasst sich diese Arbeit mit solchen Fragen.

Aufgrund der komplexen »Größe« dieses Themas können hier aber nur kleine Ausschnitte aufgezeigt und lediglich Denkanstöße geliefert werden.

2. Salutogenese und Altenpflege?

Wie schon erwähnt, befasst sich das Konzept der Salutogenes mit der Frage nach der Entstehung von Gesundheit.

Bevor nun aber näher darauf eingegangen wird, was dieses Konzept konkret aussagt und bedeutet, könnte man doch zuerst einmal einwerfen, dass es zumindest für die Altenpflege wohl wenig Bedeutung haben dürfte. Denn bei der Pflege von alten Menschen geht es doch kaum um die Entstehung von Gesundheit. Wenn alte Menschen Pflege brauchen, und somit entsprechend dem Pflegeversichungsgesetzt pflegebedürftig sind, dann gibt es in der Regel kaum ein »zurück« (zur Gesundheit) mehr. Dann ist es faktisch nur eine Frage der Zeit, selbst wenn es noch Jahre wären, bis das Lebensende eintritt.

Folglich bräuchte man hier den Blick nicht auf die Gesundheit lenken, sondern vor allem auf das Lindern (»Betäuben«) von Leiden und Schmerz in Zuge einer «finalen» Krankheit. Solches Lindern von Leid bei sterbenden Menschen ist z.B. Aufgabe der Palliativmedizin. Generell ist das »Lindern« ebenso eine der vier Hauptaufgaben der Pflege (vgl. ICN-Ethikkodex (2000), S.1). Vor allem in der Altenpflege, so kann vermutet werden, steht diese Aufgabe im Vordergrund.

Solch eine Sichtweise, wie sie in der Praxis aber durchaus in unterschiedlichem Ausmaß anzutreffen ist, entspricht jedoch eher einer pathogenetischen Anschauung. Sie schaut auf den alten Menschen unter dem Blickwinkel seiner Defizite. Entsprechend wird bei manchen Pflegemodellen, z.B. bei Orem, auch von Defizitmodellen gesprochen (vgl van Kampen (1998), S. 160 ff). Im Grunde lassen sich aber alle Bedürfnismodelle, auch Juchli und Krohwinkel, die letztendlich auf Henderson zurückgehen und maßgeblich nicht nur für die deutschsprachige Pflege sind, einer defizitären Anschauung zuordnen (vgl. ebd. S. 148ff).

Zumindest erlauben diese Modelle es in der praktischen Anwendung, den Blick überwiegend auf Defizite zu richten und diese zu »pflegen«; selbst wenn es im jeweiligen Modell ursprünglich ganz anders gedacht war.

In einer Gesellschaft der quantitativen und rationalen Normen »sticht« die verminderte Leistungsfähigkeit des Handelns und Denkens natürlich auch sofort als »Defizit« ins Auge. So formen diese Defizite einen Hauptbestandteil des Bildes, das wir uns von alten oder auch pflegebedürftigen Menschen machen.

Wir (Gesunden) differenzieren meist aus unserer kollektiven Norm, grenzen uns dadurch ab, bilden entsprechend unsere Identität, und sprechen dann von dem »Anderen« (z.B. vom Kranken, Dementen oder Schwerst- Pflegebedürftigen), der so zum »Außen-Stehenden« wird. Hierzu dient uns die Betonung der Defizite in einer Werte bildender Weise.

Und da diese Defizite bei alten Menschen im Grunde nicht mehr behoben werden können (oder sollen), geht es uns (Gesunden) nun lediglich darum, diese Defizite zu »pflegen«. In der Pflege-Praxis bedeutet dies, die kollektiv- ethischen Normen zu erfüllen, den Menschen selbst aber oftmals zu übersehen. Die ethischen Normen heißen, dass niemand verhungern darf, dass jeder ein Dach über dem Kopf braucht, und dass der Schein der Würde (= möglichst kein offen-sichtliches oder -hörbares Leid) gewahrt wird. Dies alles hat aber zudem unter dem übergeordneten Diktat der gesellschaftlichen Ökonomie zu funktionieren.

Da der Mensch hier funktional gesehen wird, könnte man somit eine pathogenetische Sichtweise zuordnen. Und hieraus wird deutlich, dass diese sehr eng mit gesellschaftlichen Werten und Normen, Wachstum, Wohlstand und Erfolg, verknüpft sein könnte. Daraus könnte man weiter vermuten, dass natürlich auch in unseren gesellschaftlichen Systemen, einschließlich des Gesundheits-Systems, die pathogenetische Anschauung vorneweg schon immanent sein muss.

Wenn Gesundheit jegliches »Andere« (Krank-Sein) verneint und ausschließt, so bedeutet dies auf die Gesellschaft übertragen, dass eine gesunde Gesellschaft keine Krisen haben darf, keine Probleme oder Schwächen. Und dass diese Gesellschaft die Existenz von »Außen-Stehenden« erhalten und »pflegen« will, und der eigenen Identität wegen auf deren Defizite bestehen wird.

So könnte sich eine Verknüpfung aus der pathogenetischen Sichtweise darstellen.

Was dagegen eine salutogenetische Sichtweise auf ein gesellschaftliches Geschehen, z.B. auf die Pflege von alten Menschen, bedeuten würde, das wird im Weiteren zu diskutieren sein.

Vor allem, ob solch ein salutogenetischer Blickwinkel überhaupt eine praktische Relevanz haben kann und nicht nur ferne Theorie wäre? Ob sich darin überhaupt eine Systemrelevanz aufzeigen lassen kann, z.B. dass sich durch einen solchen Blick die »Zustände« in der Altenpflege verändern würden?

3. Weitere Vorgehensweise in dieser Arbeit

Zunächst soll unter 4. auf die Begriffe Gesundheit und Gesundheits-System nochmals näher eingegangen werden. Scheinbar stehen diese Begriffe auf den ersten Blick in einem engen Zusammenhang. Doch je nach Kontext und Sichtweise ist die Bedeutung von Gesundheit auch in diesem, scheinbar eindeutigen Zusammenhang, sehr unterschiedlich. Wenn z.B. mehrere Pflege-Experten über Gesundheit diskutieren, könnte es durchaus sein, dass jeder von ihnen von etwas völlig anderem spricht.

Ein möglicher Kontextbezug, der um den es in dieser Arbeit hauptsächlich geht, wäre die Frage nach Gesundheit und Gesellschaft unter dem Blickwinkel des Salutogenese-Konzeptes. Hierzu wird unter 5. dieses Konzept in seiner Aussage und Bedeutung genauer betrachtet.

All nächstes gehe ich im 6. Kapitel auf die Frage ein, wie und ob es überhaupt eine sinnvolle Verbindung zwischen Gesellschafts-Theorie, sprich einem gesellschaftlichen System wie dem Gesundheitssystem, und dem Modell der Salutogenese geben kann. Diese Betrachtung ist eher philosophischer Art. Es lässt sich sogar sagen, dass die Betrachtungsweise dieser Arbeit insgesamt eine generell philosophische oder soziologische ist.

Im letzten Kapitel unter 8. erfolgt ein persönliches Fazit im thematischen Bezug.

Die Folge der Kapitel aufeinander, wie auch der Aufbau innerhalb mancher Kapitel, mag vielleicht nicht unbedingt folge-richtig erscheinen.
Im Sinne von Verzögerung, Unterbrechung, Wiederholung oder scheinbarer Unordnung soll hiermit aber dem Nach-Denken in verschiedenen »Schleifen« gedient sein.

4.1 Gesundheit und Gesundheitssystem

Gesundheit ist ein vieldeutiger und symbolischer Begriff wie Liebe, Glück, Schmerz, Recht, Würde, Schuld, usw.. Er versucht etwas zu beschreiben, das nicht in greifbarer oder objektiver Eindeutigkeit vorhanden ist.

Der Begriff „Krankheit" dagegen steht oftmals in Verbindung mit einer bestimmten Krankheits-Bezeichnung (Diagnose). Diese scheinbar objektive und gültige Festlegung ist in Wirklichkeit jedoch nur eine konstruierte Namensgebung, die je nach Betrachtung sinnvoll oder auch wenig sinnvoll ist.

„Gesundheit ist ... nicht nur das Fehlen von Krankheit und Gebrechen" (WHO (1946), S.1). »»«« - Was aber ist sie dann?

Gesundheit (genauso wie Krankheit) ist im Grunde gänzlich von menschlicher Deutung abhängig. Diese Deutung ist somit letztendlich immer subjektiv, denn selbst maschinelle Messwerte sind deutungsabhängig. Es braucht also zwingender weise ein Subjekt (Mensch in seiner Kontext-Abhängigkeit), das »Gesundheit« konstruiert. Somit wird klar, dass es »die« Gesundheit nicht gibt. Also auch niemanden, der sie definitiv feststellen kann.

Das gleiche gilt für »die Krankheit«.

Und weiter könnte man dann fragen, was es überhaupt für einen Sinn macht, in »gesund oder krank« zu unterteilen.

Es ist doch alles das eine Leben, sprich alles ist gesund »und« krank (vgl. Antonowsky (1997), S. 29)

Krankheit ist Leben. Gesundheit ist Leben. Dies wäre das Grundlegende, was tatsächlich unveränderlich feststellbar ist.

Was sich dagegen dauernd verändert, ist das jeweilige Befinden des Menschen, ist die subjektive Qualität des Lebens. Und natürlich macht es Sinn, auf das menschliche Befinden und die Lebensqualität Einfluss zu nehmen, und dort wo es geht, dieses zu gestalten. Eine von vielen Künsten mit diesem Ziel nennt sich Medizin. Sie hat es mit dem subjektiven Befinden zu tun und gibt Hilfestellung, dieses positiv zu gestalten. Und natürlich muss und kann die Medizin nur über die Bestimmung von Differenzen vorgehen, indem sie beobachtet und »Normales« erkennt. Indem sie Wünschenswertes definiert und Abweichungen misst.

Hierzu hat sie hoch-technisierte, objektive Mess- und Diagnoseverfahren entwickelt. Aus diesem heraus stellt sie nun aber den Anspruch der Objektivität (des Wissens und der Macht). Die subjektive Grundlage des Befindens wird »überstimmt«, und dadurch wird das »Gesundheits-Befinden« innerhalb des medizinischen Handelns nicht mehr von dem betroffenen Menschen aus bestimmt, sondern allein aus dem Blickwinkel des Vertreters der Medizin.

Diesen Dienst, dieses System, kann man durchaus kritisch betrachten.

Nun ist es aber keine Lösung, die Ärzte zu verurteilen. Ganz im Gegenteil. Ärzte wollen in der Regel der Gesundheit ihrer Patienten dienen und tun ihr Möglichstes dazu. Es ist die Frage des Systems, eine Frage der »geronnenen Strukturen« des Wissens, und es ist eine Frage der Macht eines Berufsstands und des entsprechenden Gesellschaftssystems.

4.2 Wie versteht das Gesellschaftssystem Gesundheit?

Das Verständnis von Gesundheit verändert sich für den Einzelnen je nach seinem Lebens-Kontext (Geschlecht, Alter, geografischer-, kultureller- und sozialer Hintergrund). In gleicher Weise verhält es sich mit der Gesellschaft und ihrem Verständnis von Gesundheit. Verschiedene Kulturen und Zeitepochen bilden verschiedene Ansichten. Es verändern sich Gewichtungen. Manche Ansätze verschwinden, andere tauchen wieder auf.

So hat Thomas v. Aquin im 13. Jh. Gesundheit schon in einem salutogenetischen Sinne definiert, wenn er sagte: "Gesundheit ist weniger ein Zustand als eine Haltung, sie gedeiht mit Freude am Leben".

Auch Sigmund Freud definierte Gesundheit vor ca. 100 Jahren noch umfassend, betont aber schon die Produktivität. „Gesundheit ist die Fähigkeit lieben und arbeiten zu können."

Für die heutige Zeitepoche scheint aber die Definition von Parsons aus dem Jahre 1967 immer noch sehr treffend. „Gesundheit ist ein Zustand optimaler Leistungsfähigkeit eines Individuums, für die wirksame Erfüllung der Rollen und Aufgaben, für die es sozialisiert worden ist."

Diese Definition von Parsons (System-Theorie) wirft einen Blick auf unsere

Gesellschaft, worin diese als soziales System verstanden wird, das sich aus verschiedensten Unter-Systemen zusammensetzt (vgl. Berghaus (2003), S.25). Das Verständnis und die Bedeutung von Gesundheit enthalten hier keine weichen oder persönlichen Kriterien. Gesundheit aus dieser Sicht ist nur das, was dem System dient. Das oberste Ziel jedes Systems ist aber sich selbst zu erhalten.

Luhmann spricht von der äußersten Notwendigkeit der Selbstreproduktion von Systemen, um dadurch gegenüber der Umwelt anschlussfähig und überhaupt existent bleiben zu können (vgl. Luhman (1984), S. 28).

Auf das soziale System der Gesellschaft bezogen, hat sich damit alles diesem Grundsatz unterzuordnen. Entsprechend auch alles, was mit Gesundheit zu tun hat (so auch das Gesundheitssystem selbst).

Zudem spricht Luhmann explizit davon, dass der einzelne Mensch weder ein System sein kann, noch kann ein Mensch Teil von Systemen sein. Die Theorie sieht den Menschen nur als Teil der Umwelt eines Systems an (vgl. ebd. S. 67 f). So ist der Mensch hier nicht Subjekt, mit seinen subjektiven Kriterien, sondern Objekt. Und entsprechend funktioniert das Gesundheits-System. Es unterliegt dem Ziel Selbstreproduktion, deren Objekt der Mensch ist. Und jegliche Operation (Handlung) des Systems muss dieses Ziel gewährleisten. Erst in zweiter Linie werden dann auch die scheinbar eigentlichen Aufgaben wahrgenommen.

So folgt der Begriff „Gesundheit" unter dem Blickwinkel des gesellschaftlichen Gesundheitssystems ganz anderen Prämissen, wie er es z.B. unter dem Gesichtspunkt der Salutogenese tut.

4.3 Wozu dient das Gesundheitssystem?

In Bezug auf gesellschaftliche Fragen, Erscheinungen und Veränderungen im Gesundheitswesen kann man natürlich davon ausgehen, dass überwiegend diese systemischen Grundsätze relevant sind. Es könnte aber auch ein kurzer Blick auf die Entstehungsgeschichte unseres Gesundheitssystems hier förderlich sein.

Ein wichtiger Baustein in seiner Entstehung stellt die Einführung der gesetzlichen Krankenversicherung auf nationaler Ebene 1883 dar. Dies war der Beginn des deutschen Sozialversicherungssystems mit seinen inzwischen fünf Säulen (vgl. Busse/Riesberg (2005), S. 14). Alle dieser Säulen sind an den Faktor Arbeits-

Einkommen gekoppelt. So hieß z.B. das erste Gesetz 1883: „Gesetz betreffend der Krankenversicherung der Arbeiter" (ebd.). Es betraf Industriearbeiter und Beschäftigte in Handwerks- und sonstigen Gewerbebetrieben. Es diente deren Absicherung. Ebenso diente es aber auch der sozialen Ordnung. Diese wiederum dient auch den Arbeitgebern. Das solidarische Prinzip der Sozialversicherung also lässt zwar vermuten, dass es um einen Grundsatz von sozialer Gerechtigkeit geht, vom Ursprung her ging es aber auch immer schon um ein funktionierendes Verhältnis zwischen Arbeit (Mensch) und Kapital (Wirtschaft). Es ging in der Absicherung des Arbeiters ebenso um eine Bindung, die zu der Sicherung des Betriebs führt und einen reibungslosen Ablauf der Produktion gewährleistet.

Das »Soziale« unseres Sozialversicherung-Systems, sprich auch unseres Gesundheitssystems, zielt somit nicht in erster Linie auf ein Wohlbefinden (Gesundheit) des Versicherten. Es sichert das Funktionieren und Erhalten der sozialen Ordnung, im Sinne der Selbstreproduktion und des Selbsterhalts von Systemen.

Natürlich muss auch klar sein, dass dieses, was hier System genannt wird, die Lebensgrundlage jedes einzelnen Menschen darstellt. Denn ohne Gesellschaft oder Gruppe kann der einzelnen Mensch normalerweise nicht überleben. Somit dient eine sichere Gesellschaft natürlich auch der Gesundheit des Einzelnen. Nur dass die Belange des Einzelnen (seine Gesundheit) für das System unrelevant sind.

Mit Bezug auf das Salutogenese-Konzept könnte man bei dem systemischen Begriff »Selbstproduktion von Systemen« durchaus von der Fähigkeit der Bewältigung oder der »Gesundheit« eines Systems sprechen. Denn auch Systeme bewegen sich im »Fluss« der Zeit. Diese Konstruktion soll hier aber nicht weiter verfolgt werden.

Wenn in der Wissenschaft, der Medizin oder auch in der Pflege von Gesundheit gesprochen wird, scheint es unmöglich den systemischen Kontext völlig unbeachtet zu lassen. Folglich wäre auch jede Maßnahme zur Förderung von Gesundheit, ob gesellschaftlich oder persönlich nur unter Berücksichtigung und in Auseinandersetzung mit dem gesellschafts-systemischen Kontext möglich.

4.4 Was die WHO sagt

Die Definition von Gesundheit der WHO (1946) lautet ungeachtet dessen: „Die Gesundheit ist ein Zustand des vollständigen körperlichen, geistigen und sozialen Wohlergehens und nicht nur das Fehlen von Krankheit oder Gebrechen." Weiter heißt es, dies sei ein Grundrecht jedes menschlichen Wesens.

Dies ist eine Definition, die den Menschen als Subjekt in seinem Wohlergehen anspricht, doch jeglichen gesellschafts-systemischen Bezug schlichtweg vermissen lässt.
Unter Berücksichtigung der Systemtheorie wäre eine solche Definition völlig realitätsfern oder unprofessionell. Im ideellen Sinn mag sie sicherlich löblich sein, sie mag auf »konstruktivistischen« Wegen auch durchaus Auswirkungen haben, zeitgemäß scheint jedoch keinesfalls. Wobei die WHO sicherlich politische Absichten hat, was wiederum einen völlig anderen Kontext bedeuten würde.

Diese Diskussion soll aber an dieser Stelle nicht weiter ausgeführt werden. Stattdessen gilt es nun, einen Bogen zur Salutogenese zu schlagen. Die WHO kann hier ein verbindendes Element darstellen. Denn ihre Definition von Gesundheit enthält durchaus Ansätze des Salutogenese-Konzeptes, .

5. 1 Das Konzept der Salutogenese nach Aaron Antonovsky

Das Modell der Salutogenese (Salutogenese: Gesundheitsentstehung, abgeleitet von lat. *salus* für Gesundheit, Wohlbefinden und genese von griechisch *genesis* Geburt, Ursprung , Entstehung) wurde durch den israelisch-amerikanischen Medizinsoziologen Aaron Antonowsky in den 1970er und 1980er Jahren entwickelt. 1997, zehn Jahre nach der englischen Orginalausgabe, erschien sein Buch „Salutogenese. Zur Entmystifizierung der Gesundheit" in Deutschland (vgl. Antonowsky übersetzt von Franke (1997), S.11).

Er fragt nach den Gründen und Zusammenhängen, die es dem einzelnen Menschen ermöglichen, die Herausforderungen seines Lebens so zu bewältigen, dass er möglichst gesund bleibt. Gesundheit ist hier weniger ein messbarer, fixer und bleibender Zustand (in dem zB. alle Messwerte im Normbereich liegen). Sie ist vielmehr ein andauernder Prozess, und bedeutet die Fähigkeit mit Abweichungen konstruktiv umgehen zu können. Diese individuelle Fähigkeit der Bewältigung beschreibt er mit Kohärenzgefühl, worauf später noch genauer einzugehen ist.

Antonowsky kritisiert in seiner Anschauung die rein pathologische und biomechanische Sichtweise der Medizin im Sinne eines Reparaturbetriebes. Er ergänzt die Fragen nach den krank machenden Faktoren und stellt nicht diese in den Vordergrund, sondern vielmehr die persönliche Ressourcen und Potentiale eines Menschen im Hinblick auf Abwehr und Bewältigung von Stress und Krankheit (vgl. Wydler et al. (2000), S. 11).

5. 2 Das Gesundheits- Krankheits-Kontinuum

Antonowsky beschreibt Gesundheit und Krankheit als Pole eines Kontinuums, die immer nur relativ sein können, da sie ebenso von subjektiven, sozialen und kulturellen Bewertungen abhängen, wie von Untersuchungen und medizinischen Diagnosen. Krankheit und Gesundheit gehören zusammen und lassen sich durch keine »Feststellung« getrennt denken. Er kritisiert den dichotomen Ansatz der Medizin von »entweder oder«, wodurch oft Urteile gesprochen und für den Betroffenen Realitäten erzeugt werden, die auch ganz anders hätten sein können.

Das »Fest-Stellen« von Krankheit ist im Grunde eine Unmöglichkeit. Solche Versuche sind nur verschiebbare Interpretationen, die niemals nur für sich, also

»ohne Gesundheit« stehen können (vgl. Müller/Muths (2006), S. 161).

Die Folge ist, dass so manche Möglichkeit und manches »Potential« unbeachtet bleibt. Wie wenn mit der rein pathogenetischen Diagnose ein Rahmen gezogen würde, der Gesundheit einengt (vgl. Antonowsky (1997), S. 22).

Durch solche Festlegung entstehen zudem moralische Werte (aus der Verbindung mit gesellschaftlichen Normen), die den Betroffenen zusätzlich belasten. Das kann bis zur Ausgrenzung und sozialer Isolation führen, wie dies hier schon an vorheriger Stelle an einem beispielhaften Bezug zur Altenpflege angedeutet wurde.

Der Blick auf den alten Menschen, der nur seine Pflegebedürftigkeit, seine Krankheit oder sein Sterben vor Augen hat, ist kein Blick der Salutogenese. Pflegebedürftigkeit an sich ist keine Krankheit, ebenso wenig wie Alt-Sein. Die Wertung von Gesundheit aus funktionaler biomechanischer Sicht, führt automatisch zur Entwertung und Herabsetzung von pflegebedürftigen und oder alten Menschen.

Aus einem salutogenetischen Blick sind pflegebedürftige und oder alte Menschen aber bis zum letzten Augenblick ihres Lebens auch immer genauso gesund, wie sie vielleicht krank sind.

5. 3 Grundannahme der Heterostase

Dies führt zu einem weiteren Aspekt im Salutogenese-Modell, der Heterostase. Dieser geht davon aus, dass nicht das Gleichgewicht oder die Ordnung den Regelfall darstellen, sondern die Abweichung davon. Das scheinbare Gleichgewicht, auch Gesundheit, ist nur die erfolgreiche momentane Bewältigung von Ungleichgewicht, das in dauernder Bewegung ist. In einem nächsten Moment hat sich das Gleichgewicht schon wieder verschoben und muss immer wieder neu gefunden werden. So besteht das Normale im Ungleichgewicht (Heterostase) und die andauernde Herausforderung ist das Balancieren. Homöostase dagegen würde besagen, dass ein definiertes bleibendes Gleichgewicht, in Sinne von Gesundheit, das gegebene »Normale« wäre. Alle Abweichungen (Krankheiten) wären somit »unnormale Ausreißer«.

Wenn es ein Gleichgewicht gibt, dann ist dieses im Verständnis der Salutogenese ein dynamisches. Sie geht aber davon aus, „... dass sich der Mensch wesentlich im Ungleichgewicht, in der fehlenden Stabilität bewegt." (Schneider (2006), S.22).

5. 4 Das Kohärenzgefühl (SOC)

Nun soll der zentrale Aspekt der Salutogenese, das Kohärenzgefühl (sense of coherence, SOC) (vgl. Antonowsky (1997), S.33) näher erläutert werden. Es beschreibt Fähigkeit des einzelnen Menschen um die Gegebenheit des Ungleichgewichts, diesen „Fluss" (ebd. S. 92) des Lebens, positiv zu bewältigen. Das Kohärenzgefühl setzt sich aus folgenden drei Komponenten zusammen:

- **Verstehbarkeit** (Erfassen und Begreifen von Zusammenhängen im Kontext der jeweiligen, herausfordernden oder belastenden Situation. Verstehen der »Welt«, in der man sich bewegt)
- **Handhabbarkeit** (Vertrauen in die eigene Kraft und die eigenen Möglichkeiten bei der Bewältigung von Belastung, Stress oder Krankheit. Aber auch das Vertrauen auf äußere Unterstützung (z. B. durch Familie oder Freunde) zählt hierzu.)
- **Sinnhaftigkeit** (Finden und empfinden von Sinn im eigenen Handeln und Dasein. Erleben der persönlichen Bedeutsamkeit für den sozialen Raum oder die jeweiligen Beziehung)

Diese Faktoren ergeben im Zusammenspiel das Kohärenzgefühl des Menschen. Sie ergeben die Grundsicherheit eines innerlich erlebten Haltes, eingebunden in einen verständlichen, sinnhaften und stützenden Kontakt zur (Um)Welt.

Hierdurch bestätigt sich das eigene Vertrauen in die Möglichkeiten der Bewältigung von Herausforderungen aufgrund von der Erfahrung, dass sich Lebensprozesse positiv entwickeln (vgl. ebd. S. 34ff).

Laut Antonowsky bildet sich diese Fähigkeit zur Bewältigung des »Flusses«, diese Art Grundvertrauen, bis ins frühe oder mittlere Erwachsenenalter und lässt sich danach nur noch wenig verändern.

Wenn man heute aber oft von lebenslangem Lernen spricht, was u.a. zurückgeht auf Entwicklungspsychologen wie Erikson, dann widerspräche dies eher der Annahme Antonowskys. Hierauf soll aber hier nicht weiter eingegangen werden.

Denn selbst wenn es so wäre, wie Antonowsky es beschreibt, so kann doch die Umwelt eines Menschen, bei einem z.B. pflegebedürftigen Menschen wären dies u.a. die Pflegekraft, für Verstehbarkeit, Handhabbarkeit und Sinnhaftigkeit sorgen.

6. Die weitere (philosophische) Verbindung von Salutogenese und Gesellschaft

Wie lässt sich nun das Konzept der Salutogenese an eine Diskussion von Gesundheit im Rahmen des Gesundheitssystems anbinden?
Zunächst sollte klar geworden sein, dass es sich um zwei völlig verschiedene Sichtweisen handelt. Gesundheit im System fragt nach einem Funktionieren im System und dem Erhalt der Ordnung. Der Mensch ist Objekt.
Gesundheit in der Salutogenese meint dagegen etwas, was nur vom Subjekt aus betrachtet, erlebt und bestimmt werden kann. Gesellschaftssysteme wären hier äußere Umweltfaktoren, deren Wechselwirkungen auf das eigene Befinden (Gesundheit) gemeistert werden müssen. Doch ebenso gibt es verinnerlichte Faktoren im Zuge der gesellschaftlichen Sozialisation, die Widersprüche, Stress und Herausforderung bedeuten können. Dies sind die verinnerlichten kollektiven Sichtweisen und Haltungen des Subjekts, mit denen es sich meist unbewusst identifiziert. Diese inneren Faktoren treten als Ansprüche, wie auch als Potential zu Tage. Sie sind Stressoren und gleichzeitig Ressourcen der Bewältigung.
Es ist die Frage der Ergänzung oder Übereinstimmung von sozialisierter Identifikation mit dem persönlichen Kohärenzgefühl, das noch eine scheinbar tiefere, wesens-hafte Ebene des Menschen meint. Hierauf wird an anderer Stelle noch eingegangen.
Zumindest sollte aber klar sein, dass Salutogenese den Menschen als (unbestimmbares) Subjekt betrachtet.

Eine Verbindung zur systemischen Theorie von Gesellschaft scheint dann aber fragwürdig, da dort das Subjekt, selbst in der Summe von vielen Subjekten, überhaupt nicht vorkommt. Wie sollte man darin ein subjektives Befinden (Gesundheit) einbeziehen können? Denn schließt man dadurch nicht nur von Äpfeln auf Birnen, sondern sogar von der Ökonomie einer Apfelbaumplantage auf das Geschmackserleben beim Birnen-Essen?
Dies scheint ein Ding der Unmöglichkeit zu sein.

Dieser Umstand würde im übertragenen Sinne vielleicht erklären, weshalb aus dem subjektiven Empfinden, aus den subjektiven Idealen und Wünschen von vielen einzelnen Menschen, die »Welt« idealistisch dringend zu verbessern ist.

Und dass das Subjekt in sich irgendwie überzeugt ist, dies müsste relevant und auch umsetzbar sein.

Wenn die tatsächliche »Welt« jedoch rein systemisch funktionieren würde (hier auch das Gesundheitssystem), dann wäre sie somit resistent gegen alles Subjektive und Ideale, gegen den Menschen selbst, der in ihr ja überhaupt nicht vorkommt. Sie folgt ausschließlich ihrer eigenen komplexen Ordnung.

Für das Subjekt, aus der Sicht der Salutogenese, wäre die »Welt« hiermit nun vielleicht trotzdem einigermaßen verstehbar. Zumindest kann es gelingen, die eigene Perspektive in Bezug zur »Welt« prozesshaft zu verstehen und sich darin persönlich zu orientieren.

Vielleicht kann es auch gelingen, dass das Subjekt im Rahmen seiner persönlichen Umwelt allen Herausforderungen in einer für ihn befriedigenden Weise handhabbar wird, sprich ein Vertrauen in sein Potential der persönlichen Bewältigung aufbaut.

Wenn aber der Aspekt der Sinnhaftigkeit darin gesehen wird, dass man als Subjekt für die »Welt« von Bedeutung sein will, dass das eigene Sein und Tun mit der »Welt« in tatsächlicher Verbindung steht und in diese hinein wirkt, dann wäre der Glaube an diese Sinnhaftigkeit eine Illusion.

Denn wie sollte man eine Wirkung auf die »Welt« haben können, wo man system-theoretisch gar nicht existiert?

Diese Frage beträfe dann Denjenigen, der meint, in der »Welt« helfen zu können, ebenso wie Denjenigen, der meint, durch seine wissenschaftliche Arbeit eine Wirkung auf die »Welt«, eine Sinnhaftigkeit erzielen zu können. Die Folge hieraus wäre eine gewisse Desillusionierung, die sich subjektiv auch in Sinnlosigkeit oder Hoffnungslosigkeit bzw. einem Ohnmachtsgefühl zeigen kann.

Nach dem Konzept der Salutogenese wäre dies dann auch eine gesundheitliche Unfähigkeit, eine Unmöglichkeit der Bewältigung oder Selbst-Wirksamkeit.

Je nach soziologischem Blickwinkel beschreibt dies aber genau den Zustand in dem sich der Mensch als Subjekt in unserer Gesellschaft heute wieder-findet.

Vielleicht aber bedeutet Sinnhaftigkeit auch etwas ganz anderes. Vielleicht geht es darum, den Sinn nicht darin zu sehen, dass etwas »wird«, sich etwas verändert oder wächst in der Welt. Vielleicht findet sich der Sinn in dem, was selbst, und unabhängig von dem Werden der Welt, schon bereits »ist«.

Paradoxerweise kann der Mensch nun das, was er selbst »ist«, nicht ohne ein Gegenüber erfahren. So bräuchte der Mensch, um seine Sinnhaftigkeit zu erfahren, ein Gegenüber, von dem er »angeschaut« wird auf eine Weise, worin er Bedeutung vernimmt.

Die Bedeutung, die einem die »Welt« niemals geben kann, liegt vielleicht im »Ansehen« dessen, der uns gegenüber ist. Der Mensch als Subjekt braucht ein Gegenüber, das ihn als Menschen anschaut; als den, der er »ist«, unabhängig ob man funktioniert oder etwas leistet. Nur in diesem Blick erfährt der Mensch, dass er überhaupt da ist. Und so erfährt er seinen Sinn durch die »Augen« dessen, dem ihm gegenüber »ist«.

Was dies z.B. für die Pflege oder speziell die Altenpflege bedeuten würde, möchte ich nicht konkret ausführen.

Ich möchte aber die Frage aufwerfen, was es bedeuten muss, wenn der kranke oder pflegebedürftige Mensch nur »ohne Augen« und »Ansehen« behandelt wird, ganz so, wie das System in seiner Funktionalität es vorgibt?

(Wobei dies tatsächlich eine Frage ist und keineswegs normativ oder gar moralisch wirken soll. Denn ein moralischer Anspruch führt sicherlich nur zu dem Schluss, noch mehr funktionieren zu sollen.)

7. Fazit

Was (meine) mögliche Schlüsse aus der Verbindung des Salutogenese-Konzeptes mit Gesellschaft oder Gesundheitssystem sein könnten, wurde hoffentlich bereits an manchen Stellen dieser Arbeit deutlich.

Es bleiben dabei oftmals subjektive Aussagen und Erkenntnisse, die wenig »feststellbar« sind (ganz dem Salutogenese-Konzept entsprechend)

Das Konzept der Salutogenese bietet für mich »faszinierende« Erklärungen und Zusammenhänge im Blick auf den Menschen und die Gesellschaft.

Im positiven Sinne von Wissenschaft können hiermit sicherlich viele Differenzen und Erkenntnisse erarbeitet werden.

Diese Erkenntnisse von Salutogenese aber ins praktische Tun (Pflege im System) übertragen, bedeutet subjektiv für mich ein Aushalten von vermehrter Spannung und unlösbaren Widersprüchen. Inwieweit das gesund ist, ist dabei meine persönliche Frage. Sie bleibt noch offen, wie es die Fragen im Anfangsgedicht tun.

Denn Salutogenese wird leider von vielen Autoren oder entscheidenden Stellen in der Pflege nur als Schlagwort benutzt (vgl. Bengel et al. (2001), S. 9). An der Sicht, an den »Zuständen«, wird festgehalten.

In der Altenpflege z.B. wird aber trotzdem längst, ohne zu wissen, an vielen Stellen salutogenetisch vorgegangen (z.B aktivierende Pflege (Handhabbarkeit), Demenz-Konzepte (Verstehbarkeit und Sinnhaftigkeit). Auch im Zuge von Paliativ-Care geht es inzwischen immer mehr darum, dem Menschen »Ansehen« und somit Sinnhaftigkeit zu geben (vgl. Musil (2011), S.74).

In Bezug auf das Sinnhafte scheint mir aber bedeutend, dass wir (als die scheinbar Gesunden in der Gesellschaft) begreifen, dass nicht der kranke, behinderte, demente oder sterbende Mensch das Problem ist, das wir lösen und kurieren müssen. Sondern dass unsere aufstrebende »gesunde Welt« für alle das Problem darstellt.

In diesem Sinne möchte ich mit einem Zitat von Cicely Saunders enden:

„Es ist nicht gesund, das Sterben hinauszuziehen." (zit. n. Musil (2011), S. 127).

Literaturnachweis/ Quellennachweis:

Antonovsky, A. (1997): Salutogenese. Zur Entmystifizierung der Gesundheit. Deutsche erweiterte Herausgabe von Alexa Franke. Tübingen: dgvt - Verlag

Berghaus, M. (2003): Luhmann leicht gemacht. 2. Auflage. Köln: Böhlau Verlag

van Kampen, N. (1998): Theoriebildung in der Pflege. Eine kritische Rezeption amerikanischer Pflegemodelle. Frankfurt am Main: Mabuse-Verlag

Luhman, N. (1984): Soziale Systeme. Grundriß einer allgemeinen Theorie. Frankfurt a. M.: Suhrkamp

Müller, A. und Muths, S. (2006): Gesundheitspflege als Gegenstand der Pflegeausbildung – Entwicklung einer Unterrichtseinheit im Rahmen des Lernfeldkonzepts. In M. Hasseler & M. Meyer (Hrsg.). Prävention und Gesundheitsförderung – Neue Aufgaben für die Pflege (S. 161). Berlin: Schlütersche Reihe.

von Musil, J. (2011): Pflege der Gesundheit oder Versorgung Unheilbarer? – Palliativ Care und Salutogenese in der Altenpflege. Marburg: Tectum - Verlag

Schneider, C. M. (2006): Philosophische Überlegungen zu Aaron Antonovskys Konzept der Salutogenese. In Wydler, H., Kolip,P., Abel, T. (Hrsg.). Salutogenese und Kohärenzgefühl - Grundlagen, Empirie und Praxis eines gesundheitswissenschaftlichen Konzepts (S. 21). 3. Auflage. Weinheim; München: Juventa-Verlag

Wydler, H., Kolip,P., Abel, T. (Hrsg.) (2000): Salutogenese und Kohärenzgefühl: Grundlagen, Empirie und Praxis eines gesundheitswissenschaftlichen Konzepts. Weinheim; München: Juventa-Verlag

Aus dem Internet:

Bengel, J., Strittmatter,R., Wilmann, H. (2001): Forschung und Praxis der Gesundheitsförderung. Bd. 6: Was erhält Menschen gesund? Antonovskys Modell der Salutogenese –Diskussionsstand und Stellenwert. Erweiterte Neuauflage 2001. Köln: BZgA
http://www.bzga.de/botmed_60606000.html (download: 23. 03.2012)

Busse R, Riesberg A. (2005): Gesundheitssysteme im Wandel. Deutschland. Kopenhagen: WHO Regionalbüro für Europa
http://www.euro.who.int/__data/assets/pdf_file/0019/108460/E85472G.pdf
(download: 30.03.2012)

Deutscher Berufsverband für Pflegeberufe (2000): ICN – Ethikkodex für Pflende
http://www.dbfk.de/download/ICN-Ethikkodex-DBfK.pdf (download: 02.10.2012)

Ministerium für Kultus, Jugend und Sport Baden-Württemberg (2009): Schulversuch 41-6622.43/125 vom 17. August 2009 Lehrplan für die Berufsfachschule für Altenpflege. Aufgaben und Konzepte in der Altenpflege
http://www.ls-bw.de/bildungsplaene/beruflschulen/bfs/bfs_sonstige/ bfs_sch_vers_soz_pfl/pdf_altenpflege/BFS-Altenpflege_Aufgaben- Konzepte_09_3721_01.pdf (download:02.10.2012)

WHO (1946): Übersetzung. Verfassung der Weltgesundheitsorganisation. 0.810.1. Übersetzung. Stand 2009. New York: WHO
http://www.admin.ch/ch/d/sr/i8/0.810.1.de.pdf (download: 05.10.2012)

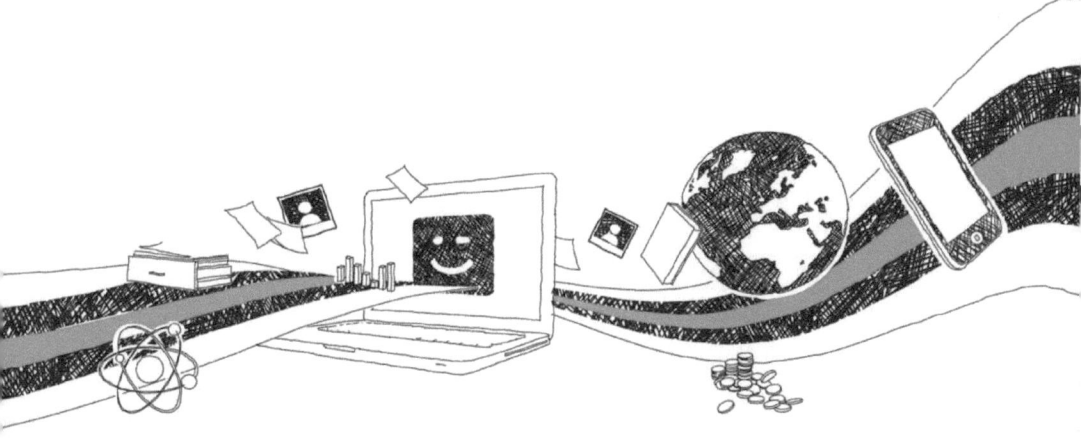
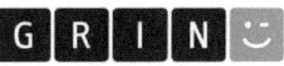